TRAUMATISMO CRANEOENCEFÁLICO GRAVE.

Fisiopatología, clasificación y tratamiento médico-quirúrgico.

PILAR ARAUJO AGUILAR

MIREIA BARCELÓ CASTELLÓ

LETICIA FERNÁNDEZ SALVATIERRA

MARÍA DOLORES VICENTE GORDO

TRAUMATISMO CRANEOENCEFÁLICO GRAVE. Fisiopatología, clasificación y tratamiento médico-quirúrgico.

© Pilar Araujo Aguilar
Mireia Barceló Castelló
Leticia Fernández Salvatierra
María Dolores Vicente Gordo

ISBN-13: 978-1536860863

ISBN-10: 1536860867

© Zaragoza, 2016. Maquetación y cubierta: Pilar Araujo Aguilar

ÍNDICE

- *ABREVIATURAS EN ORDEN ALFABÉTICO* 9

- INTRODUCCIÓN, EPIDEMIOLOGÍA Y CLASIFICACIÓN DEL TRAUMATISMO CRANEOENCEFÁLICO.................... 13

- FISIOPATOLOGÍA DEL TRAUMATISMO CRANEOENCEFÁLICO 27
    - Lesión cerebral primaria
    - Lesión cerebral secundaria

- EVALUACIÓN Y TRATAMIENTO INICIAL DEL TRAUMATISMO CRANEOENCEFÁLICO 43

- TRATAMIENTO QUIRÚRGICO DEL TRAUMATISMO CRANEOENCEFÁLICO 51

- MANEJO DEL TRAUMATISMO CRANEOENCEFÁLICO GRAVE EN UCI 59
    - o Tratamiento médico general
    - o Manejo de la presión intracraneal

- PRONÓSTICO DEL TRAUMATISMO CRANEOENCEFÁLICO GRAVE 89

CONCLUSIONES 93

BIBLIOGRAFÍA 99

ABREVIATURAS EN ORDEN ALFABÉTICO

ATLS: *"Advanced trauma life support".*

DVE: Drenaje ventricular externo.

EEG: Electroencefalograma.

GCS: *"Glasgow coma score".*

HBPM: Heparinas de bajo peso molecular.

HSA: Hemorragia subaracnoidea.

HTIC: Hipertensión intracraneal.

IOT: Intubación orotraqueal.

LAD: Lesión axonal difusa.

LCR: Líquido cefalorraquídeo.

PIC: Presión intracraneal.

PO2: Presión parcial de oxígeno.

PPC: Presión de perfusión cerebral.

PtiO2: Presión tisular de oxígeno.

PVC: Presión venosa central.

SjVO2: Saturación venosa de oxígeno en el bulbo de la yugular.

RNM: Resonancia nuclear magnetica.

TAM: Tensión arterial media.

TAS: Tensión arterial sistólica.

TCE: Traumatismo craneoencefálico.

TVP: Trombosis venosa profunda.

UCI: Unidad de cuidados intensivos.

INTRODUCCIÓN, EPIDEMIOLOGÍA Y CLASIFICACIÓN DEL TRAUMATISMO CRANEOENCEFÁLICO

Pilar Araujo Aguilar, Mireia Barceló Castelló y Leticia Fernández Salvatierra.

El traumatismo craneoencefálico (TCE) es una de las principales causas de muerte en la población joven, pero también entre los supervivientes existe un alto porcentaje de discapacidad, lo que supone un importante impacto socioeconómico.

La mayor parte de los TCE no son graves, y pueden ser atendidos en el servicio de urgencias sin requerir ningún tipo de tratamiento específico, pero un porcentaje no desdeñable (se considera alrededor del 20%) requieren hospitalización. De estos sólo un 3% pueden considerarse graves.

La frecuencia es mayor en varones, sobretodo entre el grupo de los TCE más graves. Las causas entre los pacientes más jóvenes están relacionadas con los accidentes de tráfico y en cambio en los pacientes de mayor edad la principal causa son las caídas accidentales.

El TCE es una patología heterogénea y su clasificación se puede hacer de diversas formas (según el tipo de traumatismo, su gravedad, etc..)

El pronóstico está marcado por la edad, comorbilidad y datos clínicos.

Tradicionalmente la clasificación se ha realizado según los *scores* de gravedad, siendo la más utilizada la escala de Glasgow (GCS: *Glasgow Coma Scale*) *(Tabla 1)*

Tabla 1: **Escala de Glasgow**

1. Apertura ocular:
. *Espontánea* 4
. *A la llamada* 3
. *Al dolor* 2
. *Ninguna* 1

2. Respuesta verbal:
. *Orientada* 5
. *Desorientada* 4
. *Palabras inapropiadas* 3
. *Habla incomprensible* 2
. *Ninguna* 1

3. Respuesta motora:
. *Obedece órdenes* 6
. *Localiza al dolor* 5
. *Flexión, retirada* 4
. *Decorticación* 3
. *Descerebración* 2
. *Ninguna* 1

Traducción de: Teasdale G., Jennett B. Assessment of coma and impaired consciousness. A practical scale. Lancet 1974; 2:81.

La GCS es una herramienta universalmente aceptada para la clasificación del TCE ya que es simple, fácilmente reproducible y nos resulta útil para plantear el pronóstico ya que nos permite valorar el nivel de conciencia de estos pacientes.

Aquellos pacientes con una valoración en la escala de Glasgow entre 13 y 15 se considera que han sufrido un TCE leve, entre 9 y 12 moderado y por debajo de 8 TCE severo o grave.

La escala de Glasgow tiene sus limitaciones cuando entran en juego factores que pueden alterar la valoración del paciente como la sedación o intoxicación y también cuando estos están afásicos o intubados.

Una escala alternativa es la escala FOUR (Full Outline of Unresponsiveness) desarrollada especialmente para valorar los reflejos del troncoencéfalo que no son valorados con la escala de Glasgow y que nos aportan importante información pronóstica. La escala FOUR ha sido validada permitiendo distinguir distintos grados de afectación entre los pacientes con puntuaciones bajas en la escala de Glasgow. *(Tabla 2*)*

*Traducción de: Wolf CA, Wijdicks EF, Bamlet WR, McClelland RL. Further validation of the FOUR score coma scale by intensive care nurses. Mayo Clin Proc 2007; 82: 435-438.

Tabla 2: **Puntuación FOUR* para el coma** (* Full Outline of UnResponsiveness)

Respuesta ocular
4. Dirige la mirada horizontal o verticalmente o parpadea dos veces cuando se le solicita
3. Abre los ojos espontáneamente, pero no dirige la mirada
2. Abre los ojos a estímulos sonoros intensos
1. Abre los ojos estímulos nociceptivos
0. Ojos cerrados, no los abre al dolor

Respuesta motora
4. Eleva los pulgares, cierra el puño o hace el signo de la victoria cuando se le pide
3. Localiza al dolor (aplicando un estímulo supraorbitario o temporomandibular)
2. Respuesta flexora al dolor (incluye respuestas en decorticación y retirada) en extremidad superior
1. Respuesta extensora al dolor
0. No respuesta al dolor, o estado mioclónico generalizado

Reflejos de tronco
4. Ambos reflejos corneales y fotomorores presentes
3. Reflejo fotomotor ausente unilateral
2. Reflejos corneales o fotomotores ausentes
1. Reflejos corneales y fotomotores ausentes
0. Reflejos corneales, fotomotores y tusígeno ausentes

Respiración
4. No intubado, respiración rítmica
3. No intubado, respiración de Cheyne-Stokes
2. No intubado, respiración irregular
1. Intubado, respira por encima de la frecuencia del respirador
0. Intubado, respira a la frecuencia del respirador o apnea

Otra clasificación que se realiza en el TCE es en función de los hallazgos radiológicos:

* Fractura craneal

* Contusión cerebral

* Hematoma epidural

* Hematoma subdural

* Hemorragia subaracnoidea

*Hemorragia intraparénquima

* Hemorragia intraventricular

* Lesión axonal difusa

Dos escalas muy utilizadas en la clasificación del TCE según la imagen radiológica son la escala de Marshall y de Rotterdam.

- Escala de Marshall: clasifica las lesiones radiológicas en seis categorías. Es ampliamente utilizada en los centros de referencia de pacientes politraumatizados y es capaz de predecir el riesgo de hipertensión intracraneal (HTIC).

Su utilidad queda limitada en aquellos pacientes que presentan diferentes tipos de daño neurológico. *(Tabla 3)*

Tabla 3: **Escala de Marshall**

TIPO DE LESIÓN	Lesión Difusa tipo I	Lesión Difusa tipo II	Lesión difusa tipo III	Lesión difusa tipo IV	Masa evacuada	Masa no evacuada
Datos Radiológicos	TC normal	Pequeñas lesiones (línea media centrada y cisternas visibles)	Swelling bilateral (ausencia de cisternas de la base)	Swelling unilateral (línea media desviada > 5 mm)	Cualquier lesión evacuada	Lesión > 25 cc no evacuada

Marshall LF, Marshall SB, Klauber MR, et al. The diagnosis of head injury requires a classification based on computed axial tomography. J Neurotrauma 1992: 9 Suppl 1:S287

- Escala de Rotterdam: desarrollada para resolver las limitaciones de la escala de Marshall y aunque es muy prometedora, su uso todavía no está completamente validado. *(Tabla 4*)*

* *Traducción de: Maas AI, Hukkelhoven CW, Marshall LF, Steyerberg EW. Prediction of outcome in traumatic brain injury with computed tomographic characteristics: a comparison between the computed tomographic classification and combinations of computed tomographic predictors. Neurosurgery 2005; 57:1173.*

Tabla 4: Escala de Marshall

Valor predictor	Puntuación
Cisternas de la base	
Normales	0
Comprimidas	1
Ausentes	2
Línea media	
Sin desviación o desviación < 5 mm	0
Desvicación > 5 mm	1
Hematoma epidural	
Presente	0
Ausente	1
Hemorragia intraventricular o subaracnoidea	
Ausente	0
Presente	1

Existen otras variables que pueden influir de forma significativa en el pronóstico de los pacientes con TCE grave:

. El mecanismo de producción del TCE (si el traumatismo es cerrado o penetrante)

. La existencia o no de lesiones extracraneales. Se considera que el TCE se asocia a lesiones traumáticas múltiples en aproximadamente el 35% de los casos. Esto puede suponer importantes pérdidas de sangre, hipoxia etc, que pueden contribuir al empeoramiento de las lesiones cerebrales.

FISIOPATOLOGÍA DEL TRAUMATISMO CRANEOENCEFÁLICO

Pilar Araujo Aguilar, Inés Martínez Arroyo y Raquel Garrido López de Murillas

La fisiopatología de la lesión cerebral relacionada con el TCE se puede dividir en dos categorías: lesión cerebral primaria y secundaria.

* **<u>Lesión cerebral primaria</u>**:

Ésta ocurre en el momento del traumatismo. Generalmente el mecanismo es el impacto directo cuando se produce el traumatismo, pero también influyen los rápidos movimientos de aceleración y deceleración, la existencia o no de lesión penetrante, etc.

El mecanismo de acción es heterogéneo pero el daño se transforma en una combinación de contusiones locales, hematomas y un daño difuso que denominamos lesión axonal difusa, la cual favorece el edema cerebral.

1.* *Las contusiones cerebrales focales:* son las lesiones más frecuentes (Imagen 1). Generalmente se aprecian en la zona fronto-basal cerebral y en las áreas temporales, asociándose generalmente a lesiones óseas en la base del cráneo, en relación con los mecanismos de aceleración y deceleración. La coalescencia de contusiones cerebrales o una lesión mayor del parénquima cerebral puede provocar el sangrado venoso y la aparición de un hematoma intraparenquimatoso.

Imagen 1: Contusiones cerebrales fronto-temporales bilaterales.

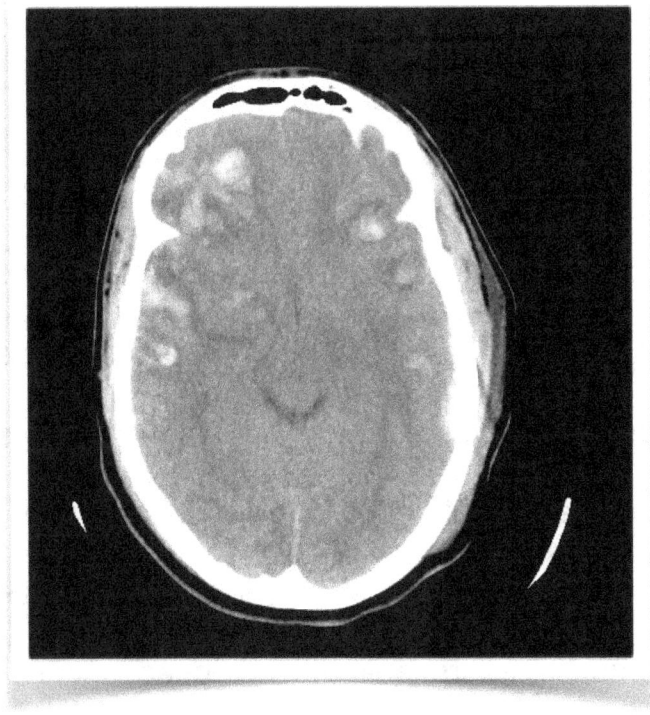

2. * Las *lesiones extraaxiales,* aquellas que no afectan al parénquima cerebral, se producen por distribución de las fuerzas que producen el traumatismo por el cráneo, manteniéndose éstas en las zonas más superficiales del cerebro. En este grupo se incluyen las hemorragias subaracnoideas y los hematomas epidurales y subdurales.

* <u>*Hemorragia subaracnoidea (HSA):*</u>
(Imagen 2)

Este tipo de hemorragia cuando es traumática, se produce por la rotura de vasos venosos, generalmente en las cisternas interpedunculares y silvianas. Tanto las hemorragias intraventriculares como intraparenquimatosas pueden tener componente de HSA por extensión de la sangre hacia este espacio.

Imagen 2: Hemorragia subaracnoidea.

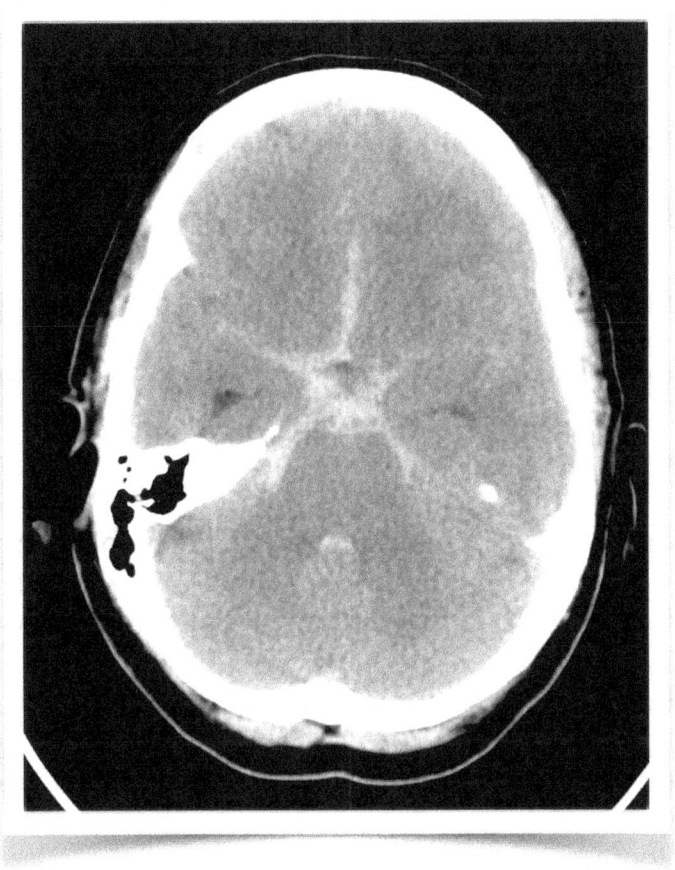

* *Hematoma epidural:* (Imagen 3)

En adultos, este tipo de hematoma se relaciona típicamente con la ruptura de venas durales así como de la arteria meníngea media y suele asociarse a fracturas craneales. El hematoma es de localización extraparenquimatosa y por tanto no suele existir una lesión parenquimatosa severa, pero si por la compresión del parénquima y el aumento de la presión intracraneal. Si la evacuación no se hace de forma rápida, y en función del tamaño del hematoma y la compresión que produce, puede ser mortal en un breve periodo de tiempo.

Imagen 3: Hematoma epidural.

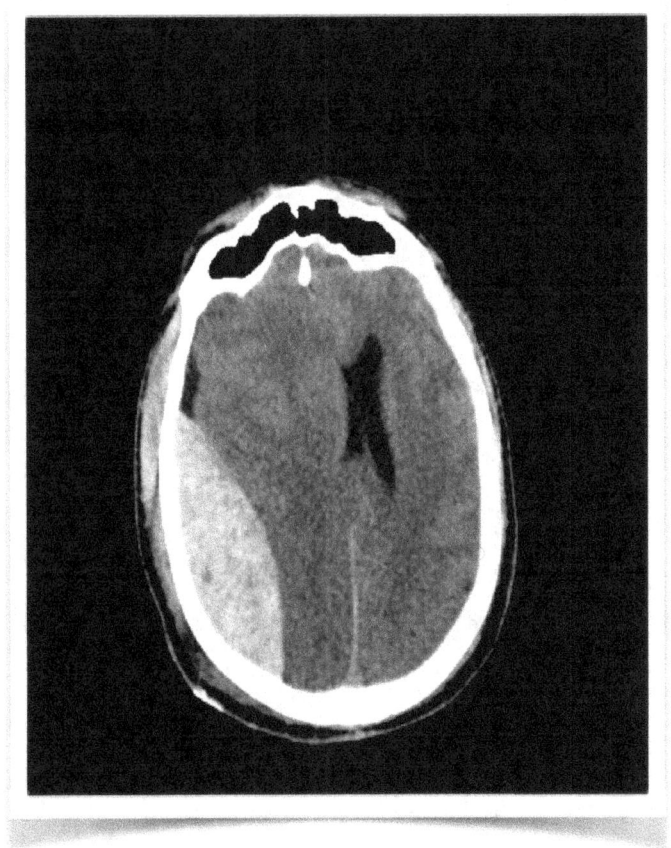

* _Hematoma subdural:_ (Imagen 4)

Estos hematomas son el resultado del daño de vasos venosos de drenaje de la superficie cortical y venas durales.

Imagen 4: Hematoma subdural.

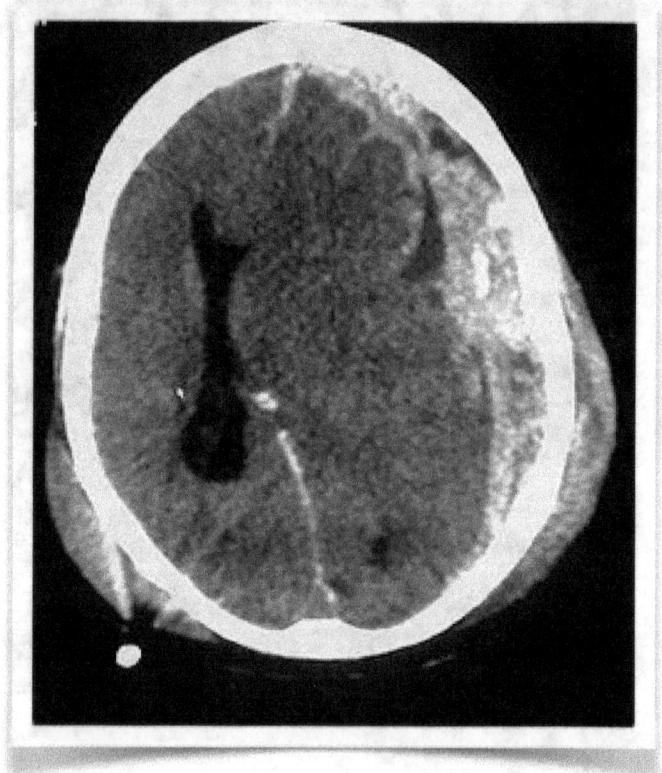

* *Hemorragia intraventricular:* (Imagen 5)

Se produce por la rotura de vasos venosos subependimales o por extensión de un hematoma intraparenquimatoso adyacente o hemorragia subaracnoidea.

Imagen 5: Hemorragia intraventricular.

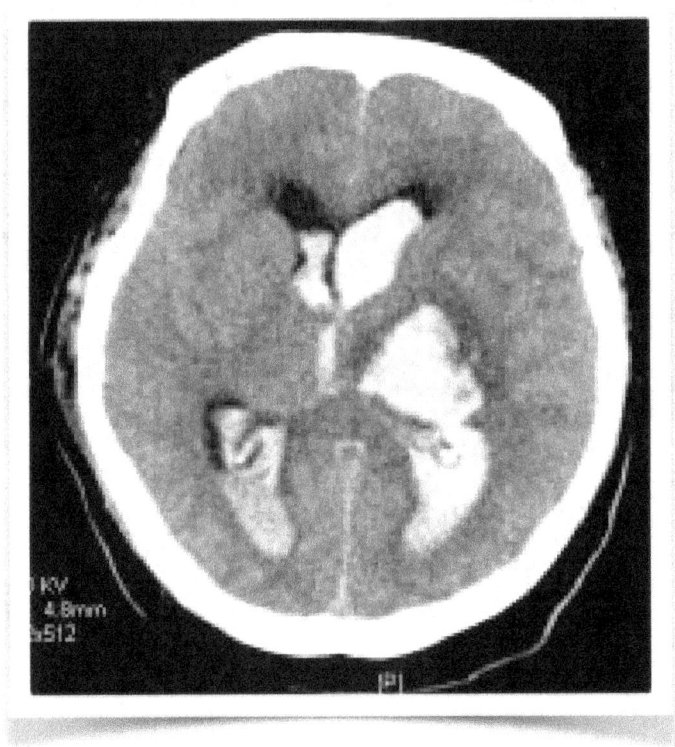

3. * *La lesión axonal difusa (LAD)* se produce por mecanismos de "difusión" del

conjunto de fuerzas que producen el TCE. Es tipo de lesión puede ser visualizada en las pruebas de neuroimagen como múltiples pequeñas lesiones. Los pacientes con LAD severa típicamente presentan bajo nivel de conciencia y elevación de la presión intracraneal. Habitualmente este tipo de lesión se relaciona con un pobre pronóstico vital y funcional. (Imagen 6)

Imagen 6: Lesión axonal difusa apreciada en RNM como lesiones hemorrágicas de cizallamiento subcortical visibles como focos hiperintensos (T2)

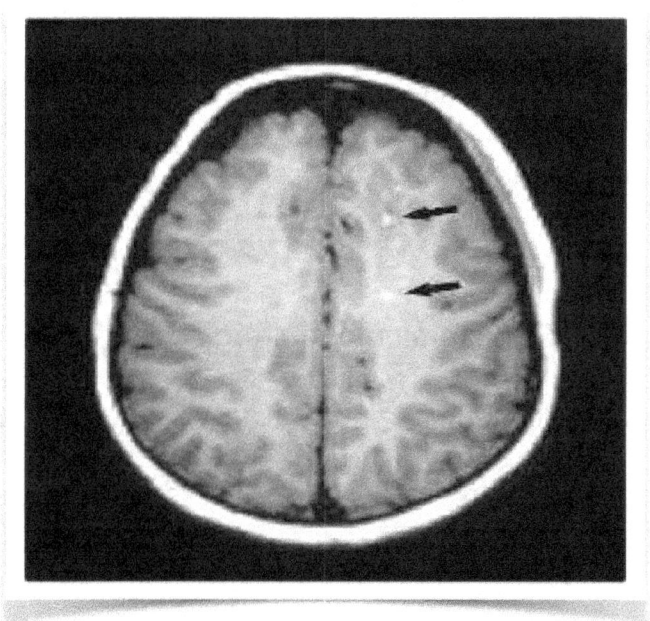

Aproximadamente un tercio de los pacientes con TCE grave desarrollan coagulopatía, lo cual se asocia con un incremento del riesgo de resangrado de las lesiones y peor pronóstico funcional y vital.

La coagulopatía se produce por la liberación de factor tisular y fosfolípidos cerebrales produciendo una coagulación intravascular inadecuada y una coagulopatía de consumo.

El tratamiento quirúrgico es esencial en el manejo inicial de este tipo de traumatismo siempre y cuando esté indicado, en función de la gravedad del TCE y lesiones evidenciadas.

* **Lesión cerebral secundaria**:

Esta lesión se produce por una cascada de mecanismos de daño molecular que se inician con el traumatismo y se mantiene en las siguientes horas y días.

Estos mecanismos incluyen:

. Citotoxicidad mediada por neurotransmisores y radicales libres en las membranas celulares.

. Alteración del equilibrio electrolítico.

. Disfunción mitocondrial.

. Respuesta inflamatoria local y sistémica.

. Apoptosis.

. Isquemia secundaria por vasoespasmo, lesión vascular u oclusión microvascular.

Todos estos mecanismos conllevan muerte celular, edema y aumento de la presión intracraneal, lo cual supone una exacerbación de la lesión cerebral. Esta cascada de acontecimientos se traduce generalmente en isquemia y/o hemorragia aguda por resangrado.

Existen otra serie de acontecimientos frecuentes en estos pacientes (hipotensión, hipoxemia, fiebre o crisis comiciales) que suponen una agresión para el cerebro dañado.

La identificación, prevención y tratamiento de las lesiones cerebrales secundarias deben ser las principales preocupaciones en el manejo del paciente neurocrítico.

EVALUACIÓN Y TRATAMIENTO INICIAL DEL TRAUMATISMO CRANEOENCEFÁLICO

Pilar Araujo Aguilar, Mª Dolores Vicente Gordo y Mireia Barceló Castelló

La asistencia inicial precoz de estos pacientes se realiza a nivel prehospitalario. Es importante evaluar correctamente la situación neurológica y seguir las normas básicas de reanimación (A,B,C..), así como valorar las posibles lesiones concomitantes.

Si el paciente presenta bajo nivel de conciencia (GCS < 9) se recomienda proceder a intubación orotraqueal (IOT) sin demora, ya que el manejo adecuado de la vía aérea y el efecto de la sedación han demostrado mejorar el pronóstico en el TCE grave (siempre y cuando esta técnica esté realizada por personal experto). Hasta que se realice la comprobación pertinente con pruebas de imagen en el centro hospitalario de referencia, en el manejo de estos pacientes se debe asumir que pueden existir fracturas vertebrales, por lo que se debe colocar collarín cervical y movilizar al paciente en bloque cuidadosamente.

Las prioridades, tras la correcta estabilización clínica y neurológica del paciente, deben ser evitar la hipotensión (TAs < 90 mmHg) e hipoxemia (PO_2 < 60 mmHg) para no favorecer el daño secundario. Estudios han determinado que hasta un 50% de los pacientes con TCE grave presentan hipotensión y hasta un 30% hipoxia. Ambas situaciones empeoran la evolución y el pronóstico del paciente con TCE.

Para el control hemodinámico prehospitalario se recomienda realizar una correcta reanimación con fluidos utilizando cristaloides isotónicos. El uso del suero salino hipertónico a nivel prehospitalario como fluidoterapia no se recomienda, tampoco la albúmina.

Una vez el paciente llega al servicio de urgencias, el manejo diagnóstico y terapéutico se realiza según marca el protocolo "Advanced Trauma Life Support" (ATLS). Se debe mantener una tensión arterial y oxigenación adecuadas, ya que siguen siendo medidas prioritarias.

El paciente debe ser monitorizado (frecuencia cardiaca y ECG, tensión arterial, pulsioximetría, capnografía y temperatura) y se debe realizar una valoración neurólogica exhaustiva planteando la necesidad de aislar la vía aérea si no se ha hecho previamente.

Debemos extraer un control analítico con hemograma, coagulación, bioquímica completa y gasometría. Valorar si es necesario realizar un análisis de tóxicos, en función de la naturaleza del traumatismo. Si existe coagulopatía, aunque el paciente sólo presente el TCE, es importante tratarla a la mayor brevedad posible.

La realización de un TC craneal es obligada en todo paciente con un TCE grave, y se debe realizar, tras su estabilización, a la mayor brevedad posible desde la llegada a urgencias. En esta prueba podemos valorar las posibles fracturas óseas a nivel craneal, la presencia de hematomas cerebrales y/o edema. Las guías recomiendan realizar un TC craneal a todos aquellos pacientes que sufren un TCE y presentan un GCS < o igual a 14.

Es frecuente el deterioro neurológico en estos pacientes durante las primeras horas, generalmente por progresión de las lesiones, por lo que el nivel de conciencia debe ser valorado de forma continuada.

Durante la estancia del paciente en el servicio de urgencias debemos vigilar signos clínicos que puedan ser sugestivos de aumento de la presión intracraneal (PIC): anisocoria, movimientos de decorticación o descerebración, bradicardia, hipertensión o depresión respiratoria. Ante la aparición de cualquiera de estos signos, el tratamiento debe ser inmediato y se debe usar terapia osmótica (administrar manitol) además de realizar un TC craneal si no se ha realizado previamente.

TRATAMIENTO QUIRÚRGICO DEL TRAUMATISMO CRANEOENCEFÁLICO

Pilar Araujo Aguilar, Leticia Fernández Salvatierra y Mª Dolores Vicente Gordo.

La indicación de tratamiento quirúrgico urgente tras un TCE está influida por el nivel de conciencia del paciente (generalmente medido por el GCS) y los hallazgos del TC craneal (presencia de hematoma y volumen del mismo, compresión o efecto masa que produce y desplazamiento de la línea media cerebral)

Resumiremos la actitud quirúrgica en cada tipo de hematoma y hemorragia.

* _Contusiones hemorrágicas:_ no suelen precisar intervención quirúrgica para su evacuación por volumen y efecto masa. En ocasiones, y dependiendo del nivel de conciencia del paciente, pueden precisar la colocación de un sensor para medir la presión intracraneal.

Si la localización de la hemorragia es hemisférica, suele estar indicada la evacuación si el volumen es mayor a 50 ml o si el paciente presenta un nivel de conciencia con un GCS < 9. También se considera indicada si el volumen es mayor a 20 ml y presenta un desplazamiento de la línea media al menos de 5 mm o signos de compresión de cisternas en las imágenes radiológicas. El consenso en este tipo de hemorragias no es claro y precisa de valoración individual.

Si la hemorragia cerebral se localiza en fosa posterior y su efecto masa es significativo porque protruye el sistema ventricular (cuarto ventrículo, cisternas de la base) o incluso produce hidrocefalia, está indicada la evacuación quirúrgica.

* *Hemorragias y hematomas extraaxiales:*

. Hemorragia subaracnoidea: la actitud quirúrgica en este tipo de hemorragias suele limitarse a la colocación de un drenaje ventricular externo (DVE) para medición de la presión intracraneal y la evacuación de líquido cefalorraquídeo (LCR) evitando así la hipertensión intracraneal. En ocasiones se puede plantear una craniectomía descompresiva como medida extrema en HSA muy extensas con HTIC precoz.

. <u>Hematoma epidural:</u> las guías quirúrgicas recomiendan la evacuación de este tipo de hematomas cuando tienen un volumen igual o mayor a 30 ml y si el paciente está en coma (GCS < 9) o presenta anomalías pupilares (anisocoria).

. <u>Hematoma subdural:</u> este tipo de hematomas deben ser evacuados cuando su espesor es > 10 mm o se asocia a una desviación de la línea media > 5 mm en TC. Si el paciente presenta un GCS < 9 o éste disminuye más de 2 puntos, existen alteraciones pupilares o se evidencia HTIC (PIC > 20 mmHg) también está recomendada la evacuación quirúrgica.

* *Lesiones cerebrales penetrantes:* en las lesiones cerebrales traumáticas penetrantes se recomienda desbridamiento superficial y cierre dural si existe solución de continuidad para prevenir la aparición de probables fístulas de LCR. Si la puerta de

entrada de la lesión es pequeña, se puede realizar simplemente cierre.

El desbridamiento agresivo y profundo con extracción de cuerpos extraños como fragmentos óseos no ha demostrado ser efectivo en cuanto a prevención de la infección. El uso profiláctico de antibióticos de amplio espectro debe ser rutinario en estas lesiones.

* *Fractura-hundimiento craneal:* el tratamiento quirúrgico en este caso depende de si el daño craneal está asociado a hematoma cerebral o se ven afectados los senos frontales, etc. Por lo que la actitud quirúrgica debe ser individualizada.

* _Craniectomía descompresiva:_ este tipo de cirugía se realiza para aliviar la presión intracraneal y consiste en retirar una porción ósea craneal amplia. Esta cirugía se puede realizar combinada con la evacuación de un hematoma o bien como tratamiento de la HTIC de forma aislada.

El uso de este tipo de cirugía es controvertido ya que su eficacia no está totalmente demostrada. En ocasiones se plantea que es útil para el control de la HTIC pero que la capacidad funcional de los pacientes que sobreviven en muchas ocasiones es mala. La decisión de realizar este tipo de cirugía debe ser individualizada tipo de lesiones cerebrales y evolución.

MANEJO DEL TRAUMATISMO CRANEOENCEFÁLICO GRAVE EN LA UNIDAD DE CUIDADOS INTENSIVOS

Pilar Araujo Aguilar, Raquel Garrido López de Murillas e Inés Martínez Arroyo.

El principal objetivo en el tratamiento del traumatismo craneoencefálico en UCI es prevenir y limitar el daño cerebral secundario. En general el tratamiento se basa en controlar la presión intracraneal, mantener la presión de perfusión cerebral (PPC) y controlar oxigenación, tensión arterial, niveles de glucemia, probables crisis comiciales y otras cuestiones que puedan suponer un daño cerebral y empeoramiento de la situación.

1. *** Tratamiento médico general:**

   1.1.- *Hemodinámica y oxigenación:*

   En estos pacientes se recomienda mantener una adecuada hemodinámica y oxigenación (TAs > 90 mmHg y PaO2 > 60 mmHg) y monitorizarla de forma continuada.

   1.2.- *Fluidoterapia:*

   Generalmente se usa fluidoterapia isotónica (suero salino fisiológico 0,9%) para mantener la volemia en estos pacientes. El uso de albúmina no está indicado para reponer la volemia en el paciente crítico y especialmente en el TCE grave, ya que se ha demostrado que aumenta la mortalidad. Es habitual que aparezcan desórdenes electrolíticos y es importante controlarlos y corregirlos.

1.3.- *Profilaxis trombosis venosa profunda:*

La prevención de trombosis venosa profunda (TVP) es una cuestión importante en los pacientes con TCE grave, ya que tienen mayor riesgo de padecerla y al menos en los primeros días no se puede utilizar el tratamiento habitual que son las heparinas de bajo peso molecular (HBPM).

Se recomienda usar botas de compresión neumática intermitente. El uso de tratamiento profiláctico con heparina se disminuido el riesgo hemorrágico.

1.4.- *Prevención de las úlceras de estrés:*

Se debe iniciar tratamiento con gastroprotectores al ingreso del paciente y mantenerlos durante su estancia en UCI. Los más utilizados son los inhibidores de la bomba de protones.

1.5.- *Soporte nutricional:*

La nutrición debe iniciarse precozmente como en todo paciente crítico.

La desnutrición está asociada con mayor mortalidad por lo que se considera que los pacientes deben recibir nutrición plena al séptimo día de ingreso en UCI.

2. * **Manejo de la presión intracraneal:**

La elevación de la presión intracraneal está asociada con un incremento de la mortalidad y con peores resultados funcionales.

2.1.- *Medidas iniciales y monitorización de la PIC:*

Existen una serie de medidas básicas y sencillas que debemos aplicar en todos los TCE, incluso antes de iniciar la monitorización de la PIC.

. Elevar la cabecera de la cama a 30°

. Optimizar el drenaje venoso manteniendo el cuello y la cabeza en posición neutral

. Se recomienda monitorizar la presión venosa central (PVC) para evitar la hipervolemia excesiva.

Las principales indicaciones de monitorización de la PIC son el bajo nivel de conciencia (GCS <9) y hallazgos patológicos en TC (lesiones con efecto masa, hematomas, contusiones o edema cerebral).

En ocasiones puede ser necesario monitorizar la PIC en TCE graves con TC sin hallazgos significativos si cumple las siguientes premisas:

. Edad > 40 años.

. Respuesta motora anómala.

. TAs < 90 mmHg.

La monitorización de la PIC se realiza mediante un catéter intraparenquimatoso que se suele colocar a "pie de cama" en la UCI. (Imagenes 7, 8 y 9)

Imagenes 7, 8 y 9: Colocación sensor de PIC.

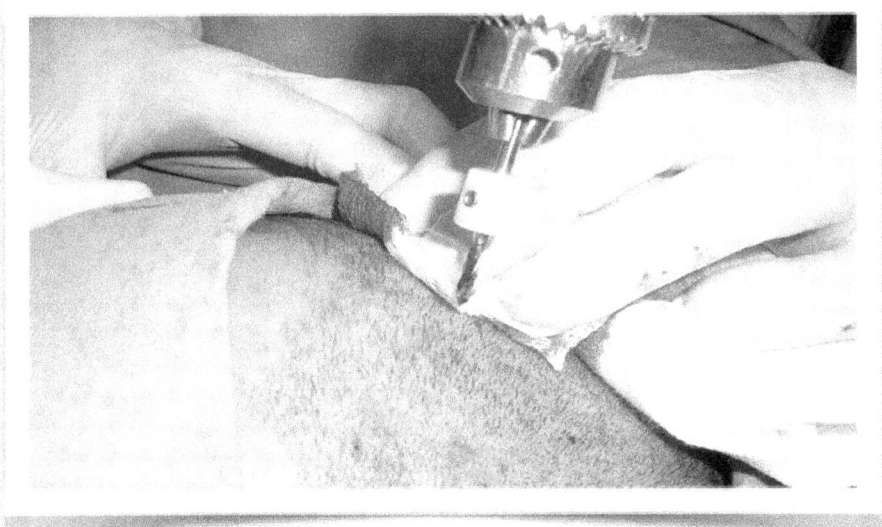

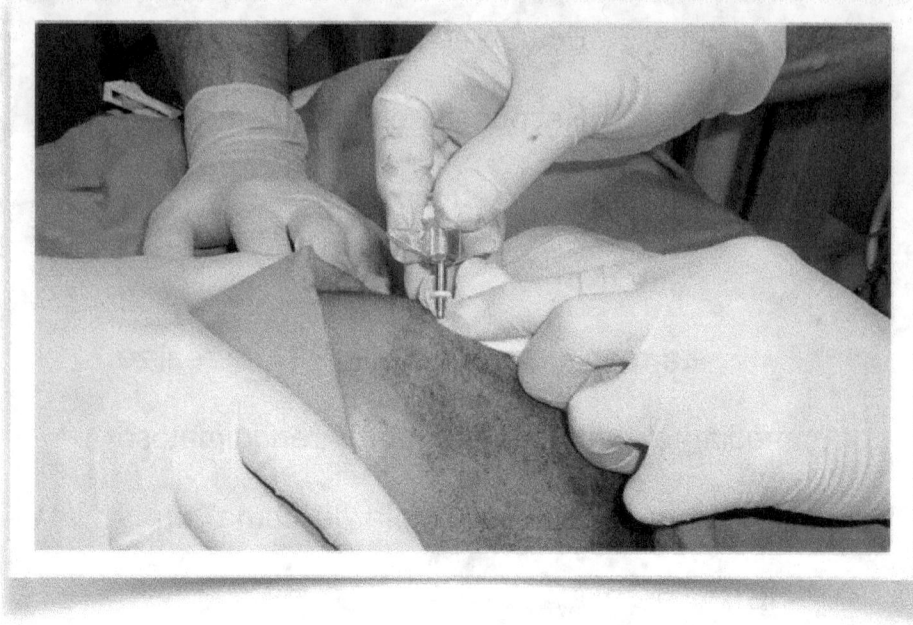

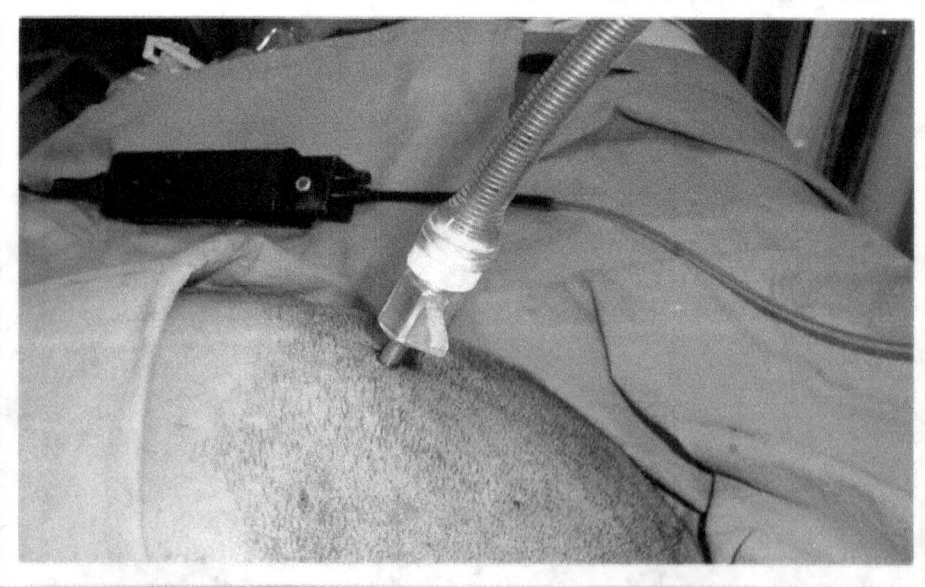

La medición y control de la PIC es una medida extendida aunque haya algún estudio que cuestione su utilidad. La mayoría de las guías y protocolos clínicos recomiendan iniciar medidas para disminuir la PIC cuando ésta alcance cifras por encima de los 20 mmHg. Además de la evacuación de LCR (en caso de que se haya colocado un catéter mixto de medición de PIC y drenaje de LCR o un catéter ventricular convencional) existen otras medidas de control de la PIC, llegando en los casos refractarios al coma barbitúrico e incluso la craniectomía descompresiva.

2.2.- Medidas médicas para el control de la presión intracraneal:

2.2.1.- <u>Temperatura</u>: la elevación de la temperatura puede agravar el daño cerebral secundario, por lo que se recomienda mantener normotérmicos a los pacientes con TCE grave utilizando si es necesario fármacos antipiréticos y/o medios físicos. También la hipotermia no inducida se ha relacionado con peores resultados en cuanto a mortalidad.

La hipotermia inducida en el TCE ya no es una medida recomendada y que se realice de forma sistemática.

2.2.2.- <u>Glucemia</u>: tanto la hipo como la hiperglucemia se asocian con peores resultados en el TCE grave.

En el caso de la hiperglucemia se considera que favorece la acidosis por el metabolismo anaerobio, la generación de radicales libres y el aumento de permeabilidad de la barrera hematoencefálica.

Para evitar episodios de hipoglucemia y dado el uso creciente de perfusiones continuas de insulina para el control de la glucemia, se recomiendan niveles en torno a 140 mg/dL.

2.2.3.- Control de la presión de perfusión cerebral (PPC): En situación fisiológica, la autorregulación cerebral mantiene un tono adecuada de la vasculatura y un correcto flujo cerebral con tensiones arteriales medias (TAM) entre 50 y 150 mmHg.

En un tercio de los pacientes con TCE grave se ven afectados estos mecanismos de autorregulación, por lo que aumentos de la TAM pueden suponer aumentos de la PIC por elevación del flujo cerebral, mientras que caídas de la TAM se pueden ver relacionadas con hipoperfusión e isquemia.

Aunque el flujo sanguíneo cerebral es fundamental en el tratamiento del TCE grave, su medición no es sencilla a "pie de cama", por lo que nos manejamos por la PPC, la cual equivale a la diferencia entre la TAM y la PIC.

$$PPC = TAM - PIC$$

Se recomienda mantener cifras de PPC > 60 mmHg y si es necesario para ello, administrar volumen y vasopresores. Los deterioros de la PPC pueden suponer daño cerebral secundario y por tanto, peores resultados finales.

2.2.4.- **Hiperventilación:** La mayor parte de los pacientes con un TCE grave están sedados y conectados a ventilación mecánica. El control de la ventilación puede prevenir el aumento de la presión intratorácica lo cual supone un aumento de la PVC y un déficit del drenaje venoso cerebral.

La hiperventilación disminuye la PIC ya que el descenso de $PaCO_2$ favorece la vasoconstricción cerebral lo cual supone la disminución del volumen sanguíneo cerebral. Dado que esta medida puede llegar a producir isquemia cerebral secundaria (por aumento de los niveles de lactato y glutamato a nivel celular) lo cual se traduce en peores resultados finales, se recomienda la hiperventilación relativa, no llegando a niveles de PaCO2 < 30 mmHg. No está indicada en la fase inicial (primeras 24-48 horas).

Es recomendable asociar esta medida a la monitorización de la oxigenación y el metabolismo cerebral, ya que podemos así monitorizar los efectos de la terapia y prevenir eventos isquémicos.

2.3.- Tratamiento farmacológico de la hipertensión intracraneal:

2.3.1.- <u>Terapia osmótica:</u> el uso de agentes osmóticos intravenosos como el manitol y el suero salino hipertónico, crean un gradiente osmolar que disminuye el volumen intersticial cerebral y disminuye la presión intracraneal.

. *Manitol*: se administra en "bolo" y en dosis de 0,25 - 1 g / kg de peso del paciente pudiéndose administrar cada 4-6 horas. Es recomendable monitorizar la osmolalidad plasmática, (mantenerla por debajo de 320 mMol/L) el balance de fluidos, función renal y los electrolitos.

. *Suero salino hipertónico*: se suele usar en "bolo". Existen varias concentraciones siendo las más usadas la del 7,5% y 20%. En el primer caso se suelen administrar 2-4 ml/kg de peso y en el segundo 0,5-1 ml/kg, monitorizando igualmente la osmolalidad plasmática y la variación ionica.

2.3.2.- <u>Sedación</u>: los fármacos sedantes y relajantes musculares se usan frecuentemente en pacientes con TCE grave y aumento de la PIC ya que al mantener al paciente correctamente sedado disminuyen las demandas metabólicas cerebrales.

La sedación adecuada permite disminuir la asincronía paciente-respirador y por lo tanto las respuestas reflejas de taquicardia e hipertensión. Pero estos beneficios se ven contrarrestados cuando producen hipotensión que supone vasodilatación cerebral y puede favorecer hipoperfusión y aumento de la presión intracraneal.

Dentro de la cantidad de sedantes que existen, algunos estudios recomiendan el uso del propofol, al menos inicialmente, por su corta vida media y porque incluso en alguno de ellos ha mostrado ser más eficiente en el control de la PIC. El uso de propofol debe ser prudente, sobretodo en cuanto a dosis se refiere, ya que existe el llamado "síndrome de infusión de propofol" que aunque es raro, puede ser potencialmente mortal. Clínicamente se presenta como shock cardiogénico refractario, acidosis metabólica severa, rabdomiolisis y fracaso renal. Se considera que los pacientes con TCE grave son más susceptibles de padecerlo y que se relaciona con la dosis infundida de propofol (no exceder la dosis máxima de 4 mg/kg).

A pesar de todo, no existe ningún protocolo/guía de sedación en el TCE que recomiende el uso de unos sedantes sobre otros, por lo que el manejo de la sedación debe ser individualizado.

* Coma barbitúrico: especial mención requiere en este apartado el uso de barbitúricos en el TCE. Es el "último escalón" del tratamiento médico habiendo demostrado un control efectivo de la PIC

aunque no ha demostrado mejorar la mortalidad.

Los barbitúricos en el TCE se usan en "bolo" (5-20 mg/kg) y también en perfusión continua cuando se decide instaurar el coma barbitúrico (1-4 mg/kg/h). Se recomienda monitorizar al paciente con electroencefalografía continua y tener constancia del índice de supresión, titulando así la dosis de barbitúrico de forma más individualizada.

2.4.- Otras terapias:

2.4.1.- <u>Fármacos antiepilépticos</u>: la incidencia de crisis comiciales precoces postraumáticas aparece en el 6-10% de los pacientes con TCE grave y se considera que entre un 15-25% de los pacientes en coma por un TCE grave presentan crisis no convulsivas que se detectan en la monitorización electroencefalográfica continua.

El uso de fármacos antiepilépticos en el manejo agudo del TCE ha demostrado disminuir la incidencia de crisis comiciales precoces, pero no previene el desarrollo de epilepsia posterior. La principal razón para el uso de fármacos antiepilépticos, es evitar el estatus epiléptico que puede agravar la lesión cerebral, pero también debemos tener en cuenta que las crisis incrementan el flujo sanguíneo cerebral y el metabolismo cerebral y por tanto la PIC, por lo que puede favorecer el daño cerebral secundario.

Por tanto las recomendaciones son:

1. Prescribir tratamiento anticomicial durante los primeros siete días tras el TCE. Se recomienda el uso de fenitoína o valproico, siendo el levetiracetam otra opción. No mantener este tratamiento más allá de los siete días salvo existan crisis comiciales.

2. Monitorización continua del electroencefalograma (EEG) y/o controles de EEG.

2.4.2.- Terapia hemostática: aproximadamente un tercio de los pacientes con TCE grave desarrollan coagulopatía que se asocia con un aumento del riesgo de hemorragia, pobres resultados neurológicos y mayor mortalidad.

La coagulopatía puede estar relacionada con tratamientos crónicos del paciente como anticoagulantes y antiagregantes, pero el TCE en sí produce coagulopatía por liberación de mediadores que alteran los mecanismos de coagulación e incluso favorecen la coagulopatía de consumo. Debe identificarse precozmente y tratar si es necesario para evitar complicaciones.

En pacientes en tratamiento con acenocumarol o warfarina se pueden revertir los efectos anticoagulantes con vitamina K, plasma fresco o complejo protombínico. En pacientes trombopénicos se plantea la transfusión de plaquetas cuando estas están por debajo de las 75000.

En aquellos pacientes que presentan coagulopatía no mediada por fármacos, el tratamiento es similar a los pacientes anticoagulados (vitamina K, plasma fresco y complejo protombínico) siendo el objetivo mantener un INR < 1,4. Existe otra terapia que se considera de segundo nivel, que es el uso del Factor VIIa que ha demostrado disminuir la expansión de las lesiones hemorrágicas, pero no beneficios sobre la mortalidad.

No hay evidencias para utilizar terapia hemostática en pacientes que no presentan coagulopatía.

2.4.3.- <u>Glucocorticoides</u>: el uso de corticoides en el TCE no está recomendado ya que se considera que aumenta la mortalidad en este grupo de pacientes.

2.4.4.- <u>Tratamiento neuroprotector</u>: varios fármacos se han usado en diferentes estudios para intentar demostrar su efecto neuroprotector. Entre ellos la progesterona intravenosa, magnesio, oxígeno hiperbárico, citicolina y ciclosporina entre otros sin haber demostrado utilidad.

2.5.- *Neuromonitorización avanzada*:

Además de la medición de PIC existen múltiples tecnologías suplementarias que nos pueden ayudar al manejo del TCE. Estas técnicas permiten mediciones fisiológicas y metabólicas relacionadas con el consumo de oxígeno y el flujo sanguíneo cerebral con la finalidad de evitar el daño cerebral secundario.

* Saturación venosa yugular: la canulación retrógrada de la vena yugular interna nos permite medir la saturación venosa a nivel del bulbo de la yugular (SjVO2), lo cual nos indica la oxigenación cerebral. Los valores normales rondan el 60%. Cuando la SjVO2 se mantiene por debajo del 50% durante diez minutos, se considera que existe riesgo isquémico.

* Presión tisular de oxígeno cerebral (PtiO2): su monitorización se realiza colocando un catéter de forma y localización similar a los sensores de PIC. Los valores normales de PtiO2 son superiores a 20 mmHg. Si monitorizamos valores < 15 mmHg, cuánto más prolongados sean estos períodos y más bajas sean las cifras de PtiO2, se considera que los resultados son

peores. Existen en el mercado sensores de PIC asociados a PtiO2. (Imagen 10)

Imagen 10: **Sensor PIC y PtiO2.**

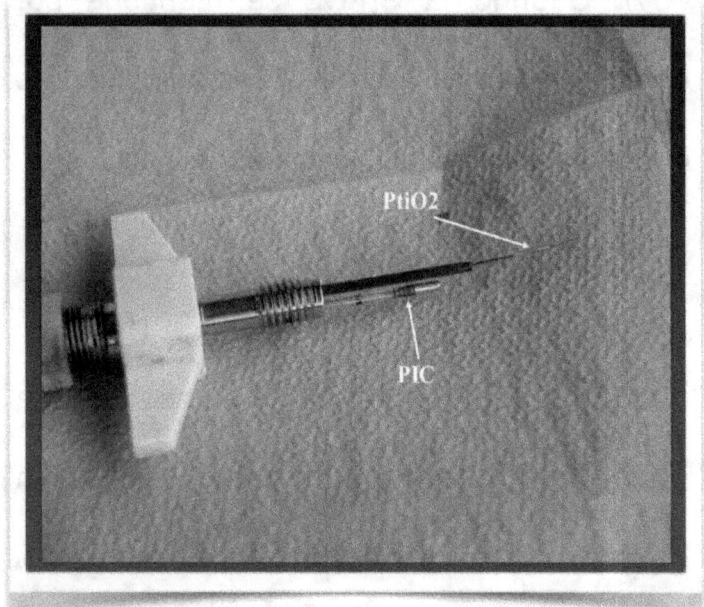

* Microdiálisis cerebral: se realiza colocando un catéter intraparenquimatoso, similar a la PtiO2, el cual nos permite medir glucosa, lactacto, piruvato y glutamato. Si el ratio lactato/piruvato es > 40, se considera sugestivo de metaboliso anaeróbico, lo cual puede suponer daño cerebral secundario.

Todas estas medidas son orientativas y el tratamiento debe individualizarse valorando estas medidas de forma conjunta y la situación clínica del paciente.

PRONÓSTICO DEL TRAUMATISMO CRANEOENCEFÁLICO GRAVE

Pilar Araujo Aguilar

El pronóstico de estos pacientes depende de un conjunto de variables entre los que se incluye el estado basal del paciente previo al TCE, la comorbilidad y la gravedad del traumatismo.

Se consideran una serie de factores predictores de peores resultados finales:

. GCS de recogida (especialmente el componente motor).

. Hallazgos radiológicos (desplazamiento de línea media por efecto masa, edema cerebral,..)

. Función pupilar.

. Edad.

. Lesiones asociadas (politraumatismo) y complicaciones.

. Hipotensión, hipoxemia e hipertermia.

. Cifras de PIC elevadas y deterioro de la PPC.

. Diátesis hemorrágica (trombopenia y/o alteraciones de la coagulación)

Los pacientes con TCE grave son un grupo muy heterogéneo de pacientes en los que es difícil establecer un modelo predicitivo de resultados a nivel funcional, pero si que se han hecho estudios en los que se valora la mortalidad por ejemplo entre los pacientes con GCS < 9 que se establece en torno al 30%. También hay que tener en cuenta la mortalidad a medio-largo plazo de estos pacientes, influída por el TCE.

Un porcentaje no desdeñable de pacientes que han sufrido un TCE grave y sobreviven, presentan al alta hospitalaria un alto grado de dependencia, incluso entre un 5 y un 15% presentarán un estado vegetativo persistente.

CONCLUSIONES

Los pacientes con TCE grave deben manejarse en un centro de referencia para el tratamiento de neurocríticos en el que exista servicio de neurocirugía y se apliquen las guías y protocolos estandarizados. Existen una serie de recomendaciones básicas para el tratamiento de estos pacientes:

. Evitar la hipoxemia (PO2 < 60 mmHg) y la hipotensión, (TAs < 90 mmHg) son dos medidas prioritarias en el manejo de estos pacientes.

. Realizar un TC craneal a la llegada del paciente al servicio de urgencias. Si existe sospecha de hipertensión intracraneal intentar mantener la cabecera elevada e iniciar terapia osmótica (generalmente con manitol).

. Intervención quirúrgica para evacuación si está indicada y/o colocación de sensor de PIC para monitorización si existen hallazgos radiológicos en TC que lo recomienden.

. Mantener la PIC < 20 mmHg. En pacientes con PIC refractaria al tratamiento inicial, valorar medidas de segundo y tercer nivel como el coma barbitúrico y la craniectomía descompresiva.

. Se recomienda el uso de suero salino fisiológico como sueroterapia para mantener la volemia.

. Mantener la PPC en torno a 60 mmHg, evitando valores > 70 y < 50 mmHg.

. El uso de sedantes, el tipo de sedante y su combinación debe individualizarse a cada paciente.

. Se recomienda el uso de fármacos antiepilépticos durante los primeros días para evitar las crisis comiciales.

. Mantener la normoglucemia.

. Tratar la coagulopatía y trombopenia para mantener INR < 1.4 y plaquetas > 75000.

. Se recomienda la tromboprofilaxis inicialmente con sistemas neumáticos de compresión y posteriormente con heparinas de bajo peso molecular. El inicio de las mismas debe ser individualizado teniendo en cuanto la expansión de la hemorragia y otra serie de condicionantes individuales.

. No se recomienda el uso de corticoides en el manejo del TCE grave.

BIBLIOGRAFÍA

1.- Teasdale G., Jennett B. **Assessment of coma and impaired consciousness. A practical scale.** Lancet 1974; 2:81.

2.- Wolf CA, Wijdicks EF, Bamlet WR, McClelland RL. **Further validation of the FOUR score coma scale by intensive care nurses.** Mayo Clin Proc 2007; 82: 435-438.

3.- Marshall LF, Marshall SB, Klauber MR, et al. **The diagnosis of head injury requires a classification based on computed axial tomography.** J Neurotrauma 1992: 9 Suppl 1:S287

4.- Maas Al, Hukkelhoven CW, Marshall LF, Steyerberg EW. **Prediction of outcome in traumatic brain injury with computed tomographic characteristics: a** comparison between the computed tomographic classification and combinations of computed tomographic predictors.** Neurosurgery 2005; 57:1173.

5.- Rosenfeld JV, Maas AI, Bragge P, et al. **Early management of severe traumatic brain injury.** Lancet 2012; 380:1088.

6.- Brain Trauma Foundation, American Association of Neurological Surgeons, Congress of Neurological Surgeons, et al. **Guidelines for the management of severe traumatic brain injury.** J Neurotrauma 2007; 24 Suppl 1:S1.

7.- Suarez JI, Zaidat OO, Suri MF, et al. **Length of stay and mortality in neurocritically ill patients: impact of a specialized neurocritical care team.** Crit Care Med 2004; 32:2311.

8.- Varelas PN, Conti MM, Spanaki MV, et al. **The impact of a neurointensivist-led team on a semiclosed neurosciences intensive care unit.** Crit Care Med 2004; 32:2191.

9.- Visca A, Faccani G, Massaro F, et al. **Clinical and neuroimaging features of severely brain-injured patients treated in a neurosurgical unit compared with patients treated in peripheral non-neurosurgical hospitals.** Br J Neurosurg 2006; 20:82.

10.- Brown JB, Stassen NA, Cheng JD, et al. **Trauma center designation correlates with functional independence after severe but not moderate traumatic brain injury.** J Trauma 2010; 69:263.

11.- Tepas JJ 3rd, Pracht EE, Orban BL, Flint LM. **High-volume trauma centers have better outcomes treating traumatic**

brain injury. J Trauma Acute Care Surg 2013; 74:143.

12.- McHugh GS, Engel DC, Butcher I, et al. **Prognostic value of secondary insults in traumatic brain injury: results from the IMPACT study.** J Neurotrauma 2007; 24:287.

13.- Manley G, Knudson MM, Morabito D, et al. **Hypotension, hypoxia, and head injury: frequency, duration, and consequences.** Arch Surg 2001; 136:1118.

14.- Davis DP, Peay J, Sise MJ, et al. **Prehospital airway and ventilation management: a trauma score and injury severity score-based analysis.** J Trauma 2010; 69:294.

15.- Narayan RK, Maas AI, Servadei F, et al. **Progression of traumatic intracerebral** hemorrhage: a prospective observational study.** J Neurotrauma 2008; 25:629.

16.- Citerio G, Andrews PJ. **Refractory elevated intracranial pressure: intensivist's role in solving the dilemma of decompressive craniectomy.** Intensive Care Med 2007; 33:45.

17.- Münch E, Horn P, Schürer L, et al. **Management of severe traumatic brain injury by decompressive craniectomy.** Neurosurgery 2000; 47:315.

18.- Hutchinson PJ, Corteen E, Czosnyka M, et al. **Decompressive craniectomy in traumatic brain injury: the randomized multicenter RESCUEicp study** (www.RESCUEicp.com). Acta Neurochir Suppl 2006; 96:17.

19.- Reiff DA, Haricharan RN, Bullington NM, et al. **Traumatic brain injury is associated with the development of deep vein thrombosis independent of pharmacological prophylaxis.** J Trauma 2009; 66:1436.

20.- Badri S, Chen J, Barber J, et al. **Mortality and long-term functional outcome associated with intracranial pressure after traumatic brain injury.** Intensive Care Med 2012; 38:1800.

21.- Stocchetti N, Zanaboni C, Colombo A, et al. **Refractory intracranial hypertension and "second-tier" therapies in traumatic brain injury.** Intensive Care Med 2008; 34:461.

22.- Hinson HE, Stein D, Sheth KN. **Hypertonic saline and mannitol therapy in critical care neurology.** J Intensive Care Med 2013; 28:3.

23.- Imberti R, Bellinzona G, Langer M. **Cerebral tissue PO2 and SjvO2 changes during moderate hyperventilation in patients with severe traumatic brain injury.** J Neurosurg 2002; 96:97.

24.- Roberts I, Sydenham E. **Barbiturates for acute traumatic brain injury.** Cochrane Database Syst Rev 2012; 12:CD000033.

25.- Roberts DJ, Hall RI, Kramer AH, et al. **Sedation for critically ill adults with severe traumatic brain injury: a systematic review of randomized controlled trials.** Crit Care Med 2011; 39:2743.

26.- Jaeger M, Dengl M, Meixensberger J, Schuhmann MU. **Effects of cerebrovascular pressure reactivity-guided optimization of cerebral perfusion pressure on brain tissue oxygenation after traumatic brain injury. Crit Care Med 2010; 38:1343.

27.- Ronne-Engstrom E, Winkler T. **Continuous EEG monitoring in patients with traumatic brain injury reveals a high incidence of epileptiform activity.** Acta Neurol Scand 2006; 114:47.

28.- Adelson PD, Wisniewski SR, Beca J, et al. **Comparison of hypothermia and normothermia after severe traumatic brain injury in children (Cool Kids): a phase 3, randomised controlled trial.** Lancet Neurol 2013; 12:546.

29.- Oddo M, Schmidt JM, Carrera E, et al. **Impact of tight glycemic control on cerebral glucose metabolism after severe** brain injury: a microdialysis study. Crit Care Med 2008; 36:3233.

30.- Perel P, Roberts I, Shakur H, et al. **Haemostatic drugs for traumatic brain injury.** Cochrane Database Syst Rev 2010; :CD007877.

31.- Chabok SY, Moghadam AD, Saneei Z, et al. **Neuron-specific enolase and S100BB as outcome predictors in severe diffuse axonal injury.** J Trauma Acute Care Surg 2012; 72:1654.

32.- Roozenbeek B, Lingsma HF, Lecky FE, et al. **Prediction of outcome after moderate and severe traumatic brain injury: external validation of the International Mission on Prognosis and Analysis of Clinical Trials (IMPACT) and Corticoid Randomisation After Significant**

Head injury (CRASH) prognostic models. Crit Care Med 2012; 40:1609.

33.- Yuan F, Ding J, Chen H, et al. **Predicting outcomes after traumatic brain injury: the development and validation of prognostic models based on admission characteristics.** J Trauma Acute Care Surg 2012; 73:137.

PRÓLOGO

El TCE grave es una patología frecuente y grave con una alta morbimortalidad.

Por ello el manejo médico adecuado y la actitud quirúrgica individualizada son esenciales en su evolución y pronóstico.

www.ingramcontent.com/pod-product-compliance
Lightning Source LLC
Chambersburg PA
CBHW071837200526
45169CB00020B/1744